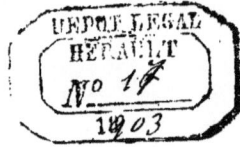

Dr Urbain JULLIAN

LAURÉAT DE LA FACULTÉ — EXTERNE DES HOPITAUX
INTERNE PROVISOIRE A L'HOPITAL GÉNÉRAL
INTERNE A L'HOPITAL CIVIL D'ORAN

CONTRIBUTION A L'ÉTUDE

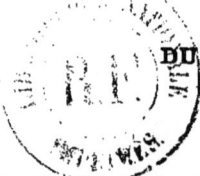

DU TRAITEMENT

DE

L'EXSTROPHIE DE LA VESSIE

T 9

MONTPELLIER
IMPRIMERIE CENTRALE DU MIDI
(Hamelin Frères)
—
1902

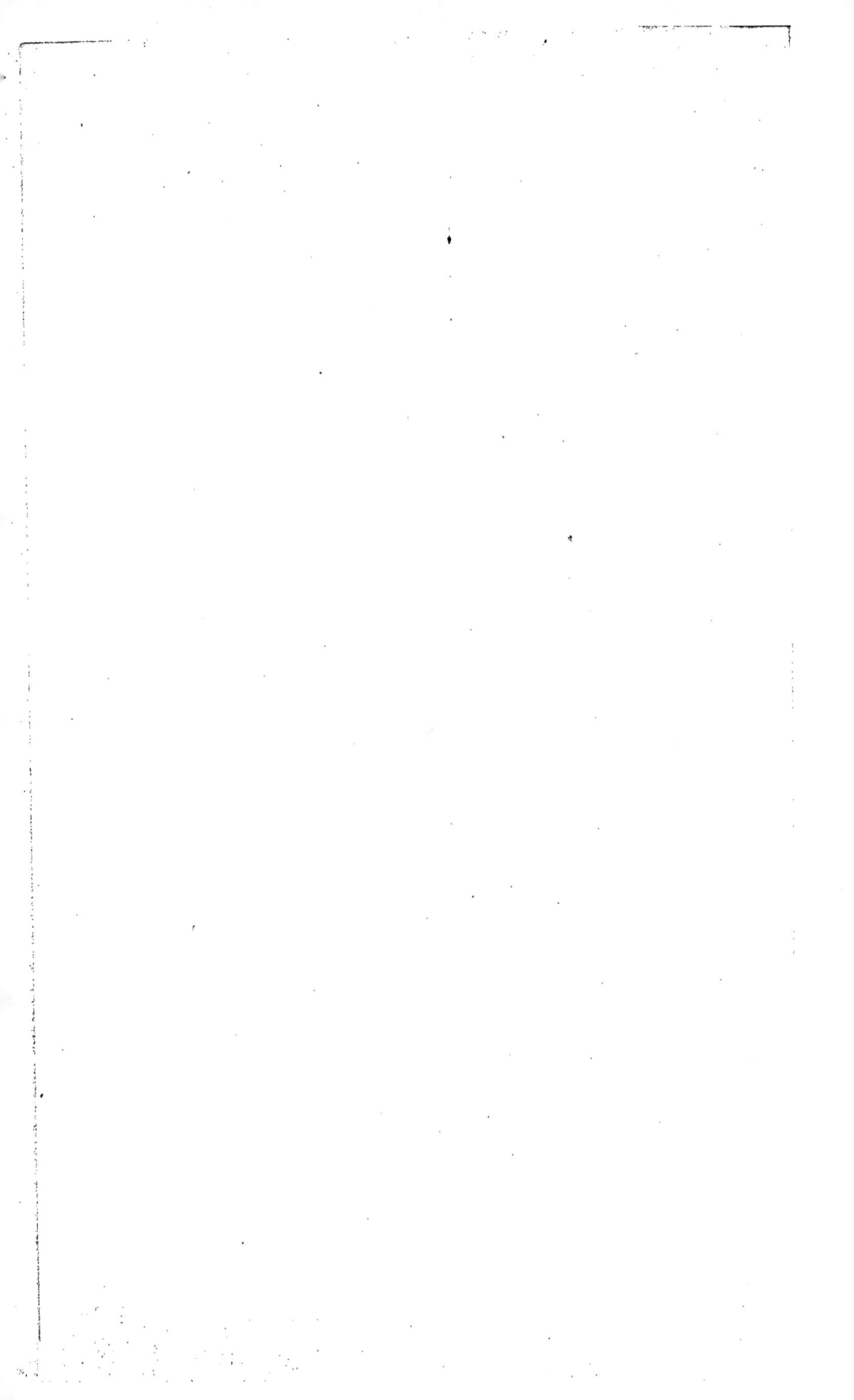

CONTRIBUTION A L'ÉTUDE

DU TRAITEMENT

DE

L'EXSTROPHIE DE LA VESSIE

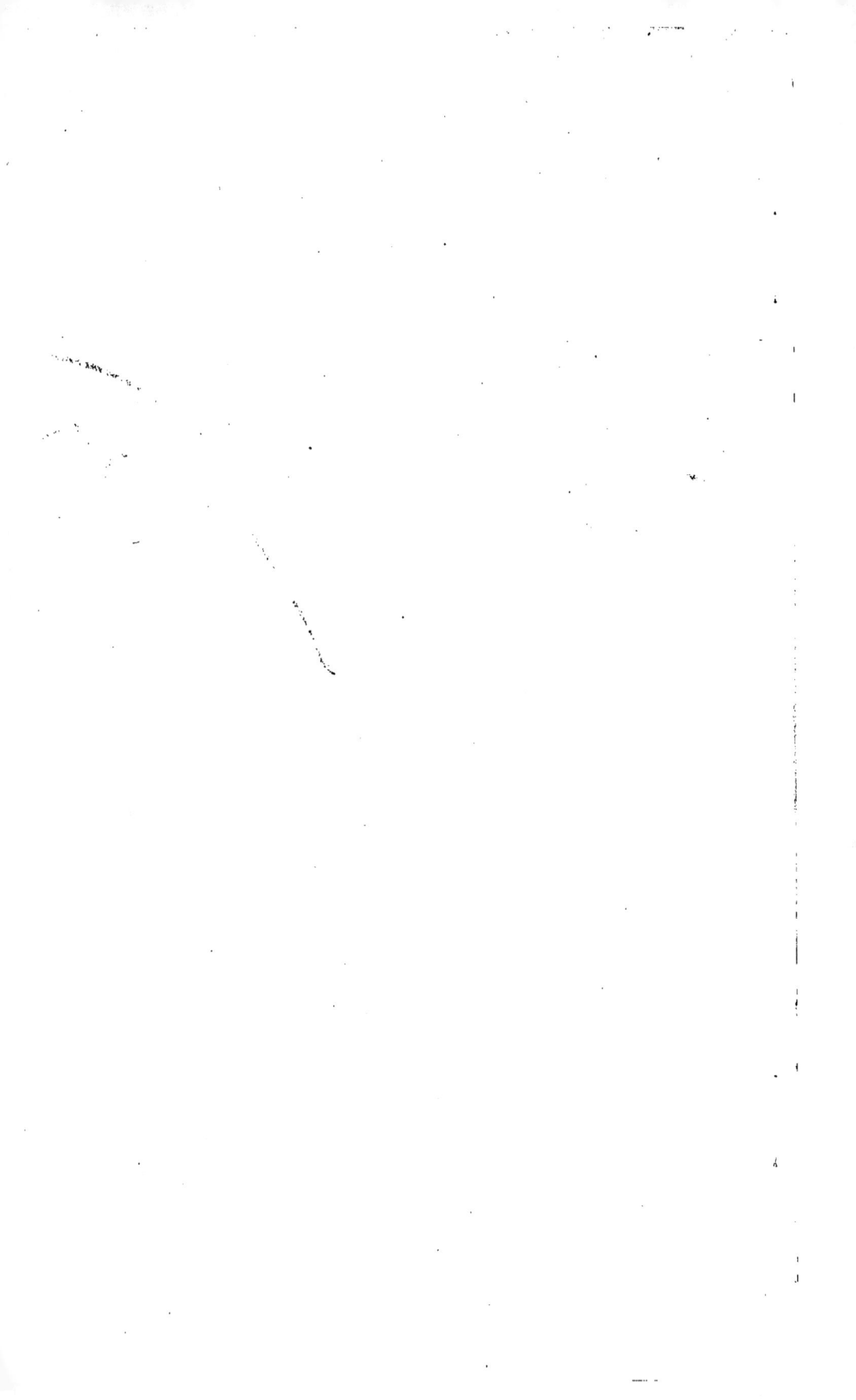

CONTRIBUTION A L'ÉTUDE

DU TRAITEMEMT

DE

L'EXSTROPHIE DE LA VESSIE

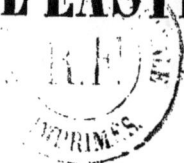

PAR

Urbain JULLIAN

DOCTEUR EN MÉDECINE

LAURÉAT DE LA FACULTÉ — EXTERNE DES HOPITAUX
INTERNE PROVISOIRE A L'HOPITAL GÉNÉRAL
INTERNE A L'HOPITAL CIVIL D'ORAN

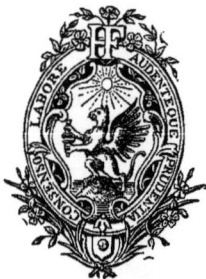

MONTPELLIER

IMPRIMERIE CENTRALE DU MIDI

(HAMELIN FRÈRES)

—

1902

AVANT-PROPOS

Avant de quitter la Faculté, nous tenons à exprimer à nos Maîtres notre reconnaissance.

Nous adressons nos plus vifs remerciements à MM. les professeurs agrégés Rauzier, Lapeyre, Jeanbrau, dont nous avons suivi les si intéressantes conférences de préparation à l'internat. Nous n'oublierons jamais le zèle et le dévouement qu'ils ont mis à nous instruire.

Le souvenir de notre passage en qualité d'externe dans le service de M. le professeur Carrieu nous sera toujours agréable ; que ce maître dévoué et bienveillant soit assuré de notre sympathie.

Que M. le doyen Mairet, dont nous fûmes l'interne, veuille bien accepter l'hommage de notre gratitude.

Nous ne saurions trop enfin remercier M. le professeur Estor, pour l'honneur qu'il nous a fait en acceptant de présider à la soutenance de notre thèse.

INTRODUCTION

Le sujet de cette thèse nous a été proposé par M. le professeur Estor. Cet excellent maître eut l'occasion de recevoir dans son service, à l'hôpital Saint-Eloi, il y a quelques mois, un tout jeune enfant porteur d'une exstrophie de la vessie. Il l'opéra d'après la méthode de dérivation des urines, méthode, nous ne dirons pas nouvelle, car elle date déjà d'un demi-siècle, mais entrée depuis quelques années seulement dans la pratique. L'opération réussit pleinement. C'est le procédé que notre maître employa dans cette circonstance, ou procédé de Maydl, que nous voulons mettre en relief dans cette thèse. Faire un travail complet sur l'exstrophie de la vessie n'est donc point notre intention. Si nous avions le temps pour cela, l'expérience nécessaire nous manquerait sûrement.

Aussi nous bornerons-nous, après avoir donné dans un premier chapitre quelques considérations gnénérales sur cette malformation, à une revue rapide des procédés relevant des méthodes de suture marginale et autoplastique. Nous examinerons les avantages et les inconvénients de ces deux méthodes complètement impuissantes contre l'incontinence d'urine; cette étude constituera notre second chapitre.

Dans un troisième, le plus important, nous traiterons plus longuement de la méthode de dérivation du cours de l'urine ; nous nous occuperons surtout de la dérivation dans le rectum, en faisant ressortir les avantages du procédé de Maydl sur les divers procédés employés jusqu'à ce jour.

Nous avons réuni huit observations de cure radicale d'exstrophie de la vessie par le procédé de Maydl ; nous regrettons pour les deux premiers cas opérés par cet auteur, et communiqués en 1894 au Congrès de Rome, de n'avoir pu retrouver les observations.

Enfin nous formulerons rapidement, en terminant, les quelques conclusions qui semblent se dégager de notre étude.

CONTRIBUTION A L'ÉTUDE

DU TRAITEMENT

DE

L'EXSTROPHIE DE LA VESSIE

I

CONSIDÉRATIONS GÉNÉRALES
SUR L'EXSTROPHIE DE LA VESSIE

L'exstrophie de la vessie est un vice de conformation congénital, caractérisé par l'absence plus ou moins complète de la paroi antérieure de la vessie. Il y a absence de la paroi abdominale dans un espace égal.

Cette malformation est due à un arrêt de développement ; elle est excessivement rare. D'après Puech, on ne l'observerait que 7 fois sur 700,000 naissances. L'hérédité ne semble jouer ici aucun rôle étiologique.

L'exstrophie de la vessie se présente sous la forme d'une tumeur rougeâtre, située au-dessus de la symphyse pubienne, quelquefois à son niveau, rarement au-dessous.

Cette tumeur n'est autre que la paroi postérieure de la vessie repoussée en avant par les viscères abdominaux ; ses

bords se continuent avec la peau. Son volume est variable :
tantôt comme une petite noix, tantôt comme une pomme. Les
cris, la toux, les efforts, la font varier beaucoup de volume.
Si on presse à son niveau, elle diminue en faisant entendre
un gargouillement. La partie exstrophiée est rouge, humide
et saigne facilement. A la partie inférieure de la tumeur, les
uretères viennent s'aboucher au niveau de deux petites saillies
arrondies, d'où s'écoule l'urine par jets ou goutte à goutte.

Plus au-dessous, la verge n'existe pas, à proprement parler ; on voit une éminence, fendue à la face dorsale jusqu'à
l'urèthre qui n'est qu'une gouttière ou épispadias, se conti-
nuant en haut avec la tumeur vésicale, et venant aboutir
d'autre part à un renflement aplati, le gland. Au-dessous de
ce dernier, pend un large prépuce. Le scrotum est ordinairement vide ; les testicules, quand ils existent, sont très
diminués de volume. Chez la femme, le clitoris est ordinairement divisé en deux par une fente ; l'urèthre semble manquer ;
les grandes lèvres, au lieu de se réunir en haut, divergent ;
le vagin est réduit à une ouverture très étroite. Entre les os
du pubis, écartés de trois à douze centimètres, se trouve une
bandelette fibreuse.

Chez l'homme, la prostate et l'urèthre manquent ordinairement ; le sphincter vésical manque toujours.

La vessie n'est plus close ; ce n'est plus un réservoir, c'est
une véritable plaie, étalée sur la face antérieure de l'abdomen, et sur laquelle peuvent se greffer toutes les infections.
L'organisme est donc ainsi continuellement menacé. En
dehors de ces dangers existe l'écoulement continuel de
l'urine qui est difficile à recueillir, même avec les meilleurs
appareils, et qui, souillant les vêtements, rend, par son odeur
repoussante, la vie sociale impossible.

L'exstrophique ne tardera pas longtemps à prendre du
dégoût pour son infirmité ; quand il connaîtra qu'il n'existe

pas en tant que mâle, des troubles nerveux de toute sorte l'assailliront, et rien d'étonnant à ce que des idées même de suicide ne viennent le hanter. Si c'est une fille, elle ne pourra guère devenir grosse, en admettant que l'union sexuelle fût possible.

Voilà le tableau du malheureux atteint d'exstrophie de la vessie ; il n'est guère, certes, de situation plus capable de stimuler l'esprit ingénieux des chirurgiens. Aussi, combien de procédés n'ont-il pas été inventés !

Avant de les passer en revue, disons tout d'abord que l'exstrophie de la vessie avait été considérée pendant longtemps comme une infirmité incurable ; on se contentait d'un traitement palliatif, consistant dans le port d'un appareil chargé de recevoir les urines; malheureusement ces appareils en laissaient filtrer souvent une certaine partie. Ce traitement ne suffisait donc pas ; aussi les chirurgiens, encouragés par les progrès de la chirurgie accomplis depuis le commencement de ce siècle, ont-ils essayé d'exécuter une cure plus efficace de cette malformation ; et, sous le couvert de l'asepsie et de l'antisepsie, leurs tentatives ont-elles été couronnées d'excellents résultats.

On peut rapporter les nombreux procédés à trois grandes méthodes :

1° Méthode de suture des marges de la vessie ;

2° Méthode autoplastique ;

3° Méthode de dérivation de l'urine.

II

MÉTHODE DE SUTURE DES MARGES DE LA VESSIE

Que se propose cette méthode ? Refouler dans le ventre la tumeur formée par la face postérieure de la vessie, et fermer la vessie en réunissant ses bords par suture.

Duret, Gerdy, Richard, ont essayé de suturer bord à bord les deux lèvres de la fissure vésicale, mais cette suture n'est possible que si l'écartement de la symphyse est peu considérable. En dehors de ce procédé, dont les indications sont très restreintes, nous en trouvons d'autres s'appliquant à remédier à la majorité des cas qui sont d'ordinaire plus graves.

Nous pouvons grouper ces procédés en deux catégories : d'un côté, les chirurgiens (Passavant, Trendelenburg, Neudorfer) s'occupent de rapprocher la symphyse avant de faire la suture vésicale ; d'un autre côté, Segond cherche à ne pas agir sur le squelette, dissèque la muqueuse vésicale et clôt la brèche abdominale par des procédés autoplastiques. Le procédé de Segond est donc en quelque sorte un procédé de transition entre la méthode de suture marginale et la méthode autoplastique.

PROCÉDÉS AVEC RAPPROCHEMENT DES SYMPHYSES. — Passavant invente une ceinture pressant sur les épines iliaques, avec des poids aux extrémités.

Trendelenburg est plus expéditif : il attaque l'articulation sacro-iliaque, en détruit les ligaments. Les pubis peuvent ainsi être rapprochés ; ils sont maintenus dans cette position par une ceinture à poids. Les bords de la vessie et de l'urèthre ne sont affrontés que six à huit semaines après la première intervention.

Neudorfer propose de sectionner les deux branches horizontales du pubis à 2 centimètres environ de leur bord libre et de suturer sur la ligne médiane les deux os détachés, en refoulant en arrière la lame fibreuse interpubienne, qui se laisse déprimer.

Ce procédé n'a pas été employé.

Comme celui de Trendelenburg, il serait impuissant contre l'incontinence d'urine. Quant à la suture des bords de la vessie, sans rapprochement des symphyses, elle ne peut être pratiquée que sur les malades présentant une toute petite perte de substance de la paroi abdominale, ce qui n'a pu être fait que trop rarement pour qu'on puisse apprécier la valeur du procédé. Il faut convenir cependant qu'il n'offre pas de grands dangers.

Il n'en est pas de même de celui de Trendelenburg ; c'est lui qui a donné le plus de cas de mort.

Depuis 1889, il a été mis 16 fois en pratique, et sur ces 16 cas on note 4 décès.

Si les résultats obtenus étaient brillants, les délabrements pratiqués pourraient encore être acceptés ; mais, tout d'abord, l'incontinence persiste sans modifications ; de plus, l'opération rétrécit le bassin, et, partant, la marche est rendue difficile. Un tel procédé, dont les résultats médiocres sont acquis au prix d'un traitement long, complexe et grave, ne peut guère être recommandé.

C'est pour diminuer cette gravité que Segond imagine le procédé qui porte son nom et qui n'est autre qu'une combinaison de la dissection de la vessie de Sonnenburg avec l'autoplastie de Lefort.

PROCÉDÉ DE SEGOND. — Segond dissèque la vessie jusqu'au niveau des uretères. Il ne l'enlève pas, mais la rabat
sur la gouttière pénienne ; puis, imitant Lefort, il perfore la
base du prépuce, et, le faisant passer au-dessus du gland, étale
sa surface cruentée sur la face supérieure du lambeau vésical
rabattu. Reste la brèche produite par la dissection de la vessie ; on n'a plus qu'à la combler par des lambeaux pris à
l'abdomen. On a donc formé aussi une cavité allongée ; ses
parois muqueuses présentent l'avantage de ne pas favoriser
la formation de calculs. Les orifices des uretères ont été
respectés.

Ce procédé présente dans son exécution certaines difficul-
tés ; la dissection de la muqueuse vésicale, molle, tomenteuse,
n'est pas chose facile. Il arrive qu'on se rapproche trop en
la disséquant de sa surface ; aussi, le lambeau peut-il présenter des parties amincies qui se sphacèlent inévitablement.

C'est pour éviter le sphacèle si fréquent que Pousson a proposé d'inciser la muqueuse avec le péritoine qui lui est adhé-
rent. On fermerait ensuite la cavité péritonéale.

Le procédé de Duret ne pouvait s'appliquer qu'à quelques
très rares cas d'exstrophie, celui de Segond a l'avantage
d'étendre le principe de la suture des bords de la vessie à tous
les cas.

D'après Pousson, le procédé de Segond a été mis dix fois
en pratique, trois fois par Segond.

Chez trois opérés, il y eut sphacèle total des lambeaux.

Chez un autre, la paroi vésicale se déchira au point où le
lambeau, après arrêt de la dissection, avait été replié sur lui-
même. Chez les autres, le résultat fut excellent ; le but recherché fut atteint ; la surface vésicale était supprimée, mais l'inconvénient le plus grave de la malformation, l'incontinence
d'urine persistait toujours.

Signalons une modification apportée par Duplay au procédé

de Segond. Ce chirurgien refait d'abord l'épispadias ; plus tard, il suture la vessie à elle-même comme Segond et réunit la cavité à l'urèthre reconstitué auparavant.

La verge est ainsi reformée, et les malades au point de vue fonctionnel se rapprochent de l'état normal.

MÉTHODE AUTOPLASTIQUE

Elle consiste à prendre pour recouvrir la vessie des lambeaux sur les parties voisines.

PROCÉDÉ DE ROUX. — Roux la crée en 1852. Ce chirurgien n'emploie qu'un seul lambeau, qu'il emprunte à la partie inférieure de l'abdomen et au périnée. Il fait une entaille sur la paroi abdominale pour recevoir le lambeau inférieur, qui est relevé de telle façon que sa face cutanée vienne s'appliquer contre la vessie et forme la paroi antérieure ; la face cruentée est ainsi exposée à l'air. On laisse un petit trou à ce lambeau pour laisser sortir le rudiment du pénis.

Ce procédé avait un inconvénient grave ; le lambeau était d'une vitalité précaire, aussi Richard imagine-t-il de superposer plusieurs lambeaux se regardant par leurs surfaces cruentées ; dès lors, la surface vésicale était protégée par une paroi bien nourrie et vivace.

PROCÉDÉ DE WOOD. — Au-dessus de la vessie, on taille un grand lambeau abdominal que l'on rabat. On recouvre ce lambeau dont la face cruentée est en avant par deux lambeaux latéraux que l'on fait glisser. On applique la face cruentée contre celle du lambeau supérieur.

PROCÉDÉ DE LEFORT. — Le procédé de Wood ne s'occupe que de la vessie et néglige l'épispadias.

Son gros inconvénient est la rétraction du lambeau abdominal, qui laisse au-dessous de lui un hiatus par où l'on voit la vessie. Lefort cherche à lutter contre cette rétraction; il comble l'ouverture inférieure par un lambeau pris au prépuce et qu'il suture au lambeau supérieur. La muqueuse vésicale sera ainsi complètement cachée.

Ce procédé ne supprime pas l'incontinence.

PROCÉDÉ DE POZZI. — Pozzi ramène au-devant de la surface vésicale la paroi abdominale avec ses aponévroses et son plan musculaire.

Appréciation de la méthode. — La surface vésicale étant cachée est soustraite ainsi à toutes les causes d'irritation : l'urine peut être collectée plus facilement ; le vice de conformation est rendu moins pénible.

Cette méthode s'applique à tous les cas ; elle présente peu de gravité. Elle a donné naissance à de nombreux procédés ; nous n'avons pas voulu les énumérer, craignant d'être fastidieux ; nous nous sommes contenté de mettre en évidence les principaux.

Mais, à côté des quelques avantages dont nous venons de parler, elle présente plusieurs inconvénients sérieux. Tout d'abord, elle ne modifie pas l'incontinence ; de plus, la paroi vésicale antérieure étant constituée par la peau, la desquamation épidermique, la présence de poils peuvent donner lieu à des formations calcaires. Par suite de la rétraction cicatricielle des lambeaux, on a pu observer la coudure des uretères. Ce qui contribue pour beaucoup à produire l'échec de cette méthode comme de la précédente, c'est que, dans les deux, on opère sur une surface infectée. La plaie vésicale, tomenteuse, friable, exposée à l'air est un foyer que les antiseptiques ne peuvent arriver à désinfecter convenablement.

III

MÉTHODE DE DÉRIVATION DE L'URINE

Cette méthode se propose de détourner l'urine de la surface de la vessie exstrophiée.

Elle a donné lieu à divers procédés dont on peut faire trois groupes :

1° Les uns se proposent l'abouchement des uretères dans un endroit déclive de la région pubienne. La vessie est réséquée, sauf au niveau des régions uretérales. C'est Sonnenburg qui osa le premier tenter ce procédé. La surface vésicale compromettait souvent toute tentative faite à son niveau, parce qu'elle ne pouvait être rendue aseptique ; en la supprimant, on n'était plus ainsi gêné par elle. Et d'ailleurs, pourquoi s'efforcer de conserver cette surface vésicale ; pourquoi chercher à reconstituer avec elle une cavité où l'urine ne pourrait se collecter, car il y a absence de sphincter ?

Après avoir excisé toute la muqueuse vésicale à l'exception des orifices uretéraux, Sonnenburg avive les bords de la brèche abdominale et les suture. Il ne reste plus que les orifices des uretères qu'il suture à la racine de l'épispadias. Trois opérations ainsi faites ont été couronnées de succès.

D'autres abouchent les uretères à la paroi abdominale, ou à l'urèthre ;

2° Un autre procédé consiste à détourner les urines dans le rectum ; la vessie est respectée, et une opération autoplas-

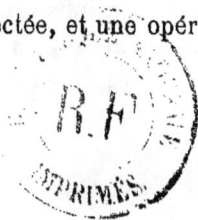

3

tique est nécessaire pour la protéger. C'est là le procédé de Simon ;

3° Enfin d'autres chirurgiens combinent les deux procédés précédents (Maydl, Krynsky, Fowler, Tuffier). Tout d'abord ils suppriment la surface infectée de la vessie comme Sonnenburg, et abouchent ensuite les uretères dans le rectum comme Simon, ou dans une partie de l'S iliaque.

PROCÉDÉS DE DÉRIVATION DES URINES DANS LE RECTUM. — *Historique.* — C'est Simon le premier, en 1851, qui eut l'idée géniale de substituer au sphincter vésical absent le sphincter anal. Son procédé consiste à établir une fistule uretéro-rectale avec un stylet passé dans l'uretère et perforant la paroi rectale, puis à lier l'orifice uretéral au-dessous de la communication. Son opéré mourut sept jours après l'opération de pyélonéphrite ; à l'autopsie on constata que l'opération avait échoué. C'est là un procédé aveugle et dangereux qui expose à la blessure du péritoine, à tous les dangers de l'infiltration d'urine et ne mérite pas d'être imité.

Après la tentative malheureuse de Simon, les chirurgiens hésitèrent à refaire la même opération. On expérimenta alors sur les animaux.

Glück et Zeller (1881) tentèrent l'expérience sur des chiens et sans succès.

Bardenoer essaya la greffe unilatérale, et observa toujours de l'hydronéphrose, par suite du rétrécissement cicatriciel de l'uretère. C'est Novaro qui obtint le premier succès de greffe bilatérale : au Congrès de Gênes, 1887, il démontrait que l'opération est possible, compatible avec la vie, que le sphincter anal peut parfaitement retenir l'urine, et que la muqueuse rectale n'est pas incommodée par elle. A l'autopsie d'un des chiens de Novaro, sacrifié quatre mois après l'opération, les reins furent trouvés très sains.

Dans la suite, Tuffier, Reed, Morestin, Van Hook, reprirent les mêmes expériences, mais sans grand succès.

Giordano (de Venise) eut quelques bons résultats. Ce dernier chirurgien proposait même de transformer le rectum en une vessie véritable en supprimant ses fonctions naturelles et en y abouchant les uretères ; il fallait pour cela établir un anus iliaque ; d'après lui, cet anus iliaque était moins dangereux qu'une double fistule uretéro-cutanée.

Moins dangereux, c'est possible, mais plus supportable, il faudrait demander au patient son avis.

C'est Küster qui, le premier, en 1891, fit sur l'homme la greffe des uretères dans le rectum ; résultat, mort par péritonite au quatrième jour.

En 1892, Chaput fait une greffe unilatérale avec succès, chez une femme dont il avait lésé l'uretère au cours d'une hystérectomie vaginale. Chez une femme atteinte de tuberculose vésicale, il fit une greffe d'un seul uretère, qui guérit parfaitement ; quelques mois après, il voulut tenter la greffe de l'autre uretère, mais la patiente mourut d'anurie.

Les chiens de Glück et Zeller, et des expérimentateurs qui les suivirent, mouraient la plupart d'infection ascendante, ou d'hydronéphrose, à la suite du rétrécissement du méat uretéral. Comment remédier à ces graves inconvénients, qui venaient compromettre l'opération bien exécutée ?

C'est Tuffier qui vient nous l'apprendre. C'est lui qui nous démontre que, pour éviter le rétrécissement de l'uretère et l'infection ascendante, il fallait respecter les moyens de défense du rein, les sphincters uretéraux. C'est par là que l'uretère et le rein se défendent contre l'infection ; les méats uretéraux sont de véritables sphincters. Il faut que l'uretère assure le libre cours de l'urine ; il faut que son sphincter fonctionne ; tant que ces deux conditions existeront, il y aura salut pour le rein.

Cette idée de Tuffier a été mise en pratique par Maydl, puis par Tuffier lui-même. Sur ses cinq premiers cas, Maydl eut quatre succès complets et un décès dû au chloroforme.

Boari, Chalot imaginent des boutons anastomotiques pour rendre la suture uretéro-intestinale plus rapide et plus sûre.

Krynski, Fowler, essaient de nouveaux procédés de greffe.

Peters tente la suture uretéro-intestinale par une voie extra-péritonéale.

Nous étudierons, dans la suite, ces divers procédés ; il s'agit de savoir que le but recherché par tous est toujours le même : suture parfaite, perméabilité du canal excréteur, conservation des sphincters normaux ou bien création d'un appareil d'occlusion.

TECHNIQUE OPÉRATOIRE

PROCÉDÉ DE MAYDL. — Voici comment Maydl décrit lui-même son procédé : « On ouvre la cavité péritonéale sur les bords de la vessie exstrophiée et l'on résèque la paroi vésicale, en respectant seulement une portion ovale renfermant l'orifice des uretères. Il faut ensuite, chez la femme, libérer la vessie de l'utérus, et, chez l'homme, sectionner au-dessous des insertions du corps caverneux. On arrive ainsi à mobiliser complètement la portion de la vessie qui correspond aux orifices des uretères, dans lesquels on a préalablement introduit de fines sondes en gomme ; et l'on a deux pédicules constitués par les uretères, les vaisseaux qui les accompagnent et le tissu conjonctif qui les enveloppe. Il ne reste plus qu'à attirer le côlon, à pratiquer sur sa convexité une incision longitu-

dinale, et à insérer dans les lèvres de cette incision la portion
vésicale pédiculée, en suturant les muqueuses ensemble, puis
la séreuse intestinale à la musculeuse vésicale. On réduit
ensuite le tout dans l'abdomen que l'on ferme complètement.

Modification de Boari. — Ce chirurgien a apporté une
modification dans la façon de suturer l'uretère au rectum.
Afin de rendre l'abouchement plus facile et plus rapide, il a
inventé un bouton anastomotique en métal. De nombreuses
expériences faites sur les chiens ont donné de bons résultats.
Deux fois, il a été appliqué chez la femme. La première fois,
il s'agissait de tuberculose très avancée de la vessie. On greffe
l'uretère gauche sur le côlon ascendant, pour procéder, en un
deuxième temps, à la greffe de l'uretère droit et à l'extirpation
de la vessie ; mais la patiente ne survécut que trente-cinq
jours.

La deuxième fois, il s'agissait d'une fistule vésico-vaginale
avec destruction complète de l'urèthre. On greffa l'uretère
gauche sur le côlon descendant ; l'opérée se porta très bien
dans la suite ; elle émettait des urines par le vagin et par
l'anus. Dans ces deux observations son procédé réussit. Dans
le premier cas aussi bien que dans le deuxième l'uretère
adhérait, l'orifice de l'embouchure resta accessible et le bouton
fut expulsé par l'anus, le dixième ou le douzième jour.

Boari conseille, par prudence, de faire la greffe hors du péritoine, car, alors même qu'elle échouerait, la péritonite n'au-
rait pas lieu ; il pourrait rester, tout au plus, une fistule uri-
neuse que l'on réparerait dans la suite.

Dans ses premiers essais, Boari ne conservait pas le sphincter uretéral, c'était là un gros inconvénient ; aussi a-t-il essayé,
récemment, de le garder. Dans ses dernières expériences, il
s'est servi d'un bouton agrandi et a essayé d'aboucher à l'intestin le trigone vésical entier avec l'embouchure des uretères.

Chalot emploie, dans le même but, un tube spécial ; dans un cas d'exstrophie, le petit malade mourut par simple coudure des uretères sur les tubes.

Procédé Krynski. — Ce procédé a été expérimenté sur des chiens. Le but recherché est de garantir le rein contre l'infection ascendante.

On pratique sur le rectum, au-dessous de l'S iliaque, une incision coudée n'intéressant que la séreuse et la couche musculaire, et dont une branche, parallèle à l'axe du rectum, mesure 2 à 3 centimètres, tandis que l'autre, plus courte et formant un angle aigu avec la précédente, ne mesure qu'un centimètre. Le lambeau circonscrit par ces deux incisions est disséqué jusqu'à sa base, et l'uretère, coupé obliquement, est implanté dans un orifice taillé dans l'aire du triangle formé par la muqueuse rectale. On suture alors la muqueuse uretérale à la muqueuse rectale à l'aide de quatre points séparés. On rabat par-dessus le lambeau disséqué et on le fixe dans sa position primitive à l'aide d'une série de sutures qu'on fait passer en partie à travers la paroi de l'uretère.

Procédé Fowler. — Ce procédé consiste à suturer les uretères coupés obliquement en forme de bec de flûte, sur la muqueuse disséquée en forme de langue et repliée sur elle-même. On cherche de façonner une valvule capable d'oblitérer l'ouverture uretérale.

Procédé Peters. — Ce qui caractérise surtout ce procédé, c'est que l'on agit en dehors de la cavité péritonéale.

1er Temps. — Une sonde est placée dans chaque uretère et y est fixée par une suture à la soie. L'extrémité vésicale des uretères est détachée. La paroi vésicale de la région du trigone non recouverte par le péritoine est aussi détachée des tissus sous-jacents. La partie inférieure des uretères est mobilisée. On enlève ensuite toute la vessie en se gardant bien de blesser le péritoine.

2ᵉ Temps. — En refoulant le tissu cellulaire rétro-vésical, on aperçoit le rectum ; ce temps est facilité par le doigt d'un aide introduit dans le rectum.

3ᵉ Temps. — Implantation des uretères aux parois latérales du rectum. Une pince, introduite dans l'anus, vient soulever la paroi antéro-latérale du rectum. Incision de l'intestin sur le soulèvement. Avec la pince on saisit l'extrémité de la sonde que l'on fait sortir au dehors par l'anus. L'opérateur doit veiller à ce que l'extrémité urétérale, introduite dans l'intestin, y forme une sorte de papille. L'auteur croit qu'il n'est pas nécessaire de suturer l'uretère à l'intestin. On attend ensuite la chute spontanée des cathéters, qui a lieu ordinairement deux ou trois jours après l'opération ; on a recours à l'autoplastie pour fermer la brèche abdominale, si elle est considérable.

CONSIDÉRATIONS GÉNÉRALES SUR LA DÉRIVATION DES URINES DANS LE RECTUM

La dérivation des urines dans le rectum a été tentée pour d'autres affections que pour l'exstrophie de la vessie ; dans le cas de cancer de la vessie, par exemple, de tuberculose. Elle pourrait encore offrir de l'espoir aux incontinents incurables, aux malades atteintes de fistules vésico-vaginales, etc. ; mais c'est surtout dans l'exstrophie de la vessie, si l'on veut mieux qu'une opération palliative, qu'elle se présente comme la méthode de choix de la cure radicale.

La dérivation n'est d'ailleurs ni irrationnelle, ni antiphysiologique. C'est une régression vers une disposition qu'on retrouve en remontant dans la série animale à partir des oiseaux (l'embryon humain est ainsi conformé au 2e mois); cette disposition peut persister, après la naissance, et Richardson cite le cas d'un enfant qui vécut jusqu'à l'âge de dix-sept ans, avec les uretères abouchés dans l'intestin.

La présence de l'urine dans le rectum éveillait des craintes; la rectite va se produire, croyait-on; de plus, les parois vont absorber les produits toxiques de l'urine. Ces craintes n'étaient pas fondées. Depuis longtemps déjà, des faits de taille vésico-rectale et de fistules vésico-vagino-rectales démontraient que l'excrétion urinaire pouvait parfaitement se faire par le rectum. Le rectum tolère de gré ou de force les urines. La rectite que l'on redoutait n'apparaît point; les histologistes ont trouvé une légère hypertrophie des follicules clos, mais c'est tout.

Quant à la résorption de l'urine, elle doit être bien minime; en tout cas, chez les malades dont nous rapportons les obser-vations, on n'a jamais remarqué de phénomènes d'auto-intoxication.

Mais si l'urine n'a aucune influence sur le tube digestif, le contenu de ce dernier n'en a-t-il aucune sur le rein? Comment cet organe si important et si susceptible tolèrera-t-il l'abouchement de son canal excréteur dans un milieu si riche en microbes que l'intestin. Certes, de prime abord, cet abouchement paraît une tentative un peu audacieuse. Les matières fécales vont pénétrer peut-être dans la lumière de l'uretère; les gaz provenant des fermentations vont le dilater; l'urine ne pourra s'écouler; combien il sera facile aux microbes de s'élever jusqu'au rein. Les expériences de Glück et Zeller et d'autres expérimentateurs n'étaient point faites pour encourager les chirurgiens. Leurs chiens mouraient de pyélo-néphrite, ou d'hydronéphrose.

Grâce à Tuffier, on put éviter les dangers de l'infection ascendante. Tout le secret de la réussite, qu'il nous enseigna, était dans la conservation des sphincters uretéraux. Des expériences furent alors faites en conservant ces derniers, et le succès fut complet. Maydl tentait, quelques mois après, la chose sur l'homme et réussissait pleinement.

C'est donc la conservation du sphincter uretéral qui met à l'abri du facteur responsable dans une si forte proportion de l'échec de l'abouchement dans la continuité; c'est encore elle qui s'oppose au rétrécissement progressif du nouvel orifice, rétrécissement pouvant provoquer l'hydronéphrose et l'infection par la stagnation des urines.

Mais est-il absolument certain que l'existence du sphincter uretéral maintienne complètement le rein à l'abri de l'infection? D'après les cas de greffes entéro-uretérales pratiquées ces dernières années, on peut répondre par l'affirmative. Il semblerait, de prime abord, permis de douter d'une telle greffe, mais les faits sont là qui parlent et doivent parler plus haut que toutes les théories.

APPRÉCIATION DES DIVERS PROCÉDÉS DE DÉRIVATION DANS LE RECTUM

Des faits précédents, il résulte que nous devons condamner le mode d'abouchement des uretères, pratiqué par Krynski et Fowler, dans les cas d'exstrophie de la vessie. Cette greffe ne peut être admise que dans les cas de lésions graves du trigone et des sphincters uretéraux. C'est une ingénieuse imitation de la nature; mais, malgré son habileté, le chirurgien n'arrive pas à façonner un appareil d'occlusion aussi parfait que le sphincter uretéral. L'on sait que la principale des dispositions anatomiques qui s'oppose au reflux du contenu de la vessie dans les uretères, et par conséquent défend le rein contre les infections ascendantes, c'est le trajet oblique de la partie terminale de l'uretère dans la paroi vésicale.

C'est cette disposition que Krynski et Fowler ont voulu réaliser. Les fibres musculaires de l'intestin ferment, en se contractant, la lumière de l'uretère, de sorte que tout reflux dans ce canal est empêché au moment de la défécation.

Krysnki se contente du trajet oblique ; Fowler essaie en plus de façonner une valvule capable d'obturer l'ouverture uretérale. Il a mis en pratique son procédé une fois seulement; l'opéré est encore en vie ; le rectum garde les urines pendant six heures. Il n'y a pas d'infection ascendante, mais la valvule est-elle seule la cause de cette immunité ? Il est permis d'en douter.

D'ailleurs, les expériences récentes de Tesson et Duval (*Annales des mal. des organes gén.-ur.*, 1900) nous font constater que la valvule que l'on façonne ne tarde pas à s'atrophier. Donc les procédés d'abouchement dans le tube digestif de l'uretère dans sa continuité ne nous paraissent pas devoir être imités. Les techniques opératoires les plus ingénieuses, les plus complexes ne nous paraissent pas pouvoir aboutir à une protection suffisante contre l'infection ascendante.

Quant au procédé de Peters, s'il présente moins de gravité, parce qu'on suit une voie extra-péritonéale, il semble favoriser par contre le rétrécissement des uretères et leurs suites, à cause de la non-conservation des sphincters.

LE PROCÉDÉ DE MAYDL EST LE PROCÉDÉ DE CHOIX. — Le procédé de Maydl est une imitation des deux autres catégories de procédés de dérivation; mais il ne leur emprunte que ce qui présente de réels avantages : à l'ablation de la

vessie, de Sonnenburg, il combine l'abouchement des uretères dans le rectum, de Simon.

Il est supérieur aux autres procédés de dérivation dans le
rectum avec extirpation de la vessie, uniquement parce qu'il
transporte sur le rectum l'appareil de défense qui est l'embouchure même des uretères dans la vessie.

Quant à sa supériorité sur les méthodes de suture marginale et autoplastique, elle serait facile à mettre en évidence.
Nous avons déjà signalé les inconvénients de ces deux méthodes, nous ne les passerons pas en revue une seconde fois ;
nous répèterons seulement que leur inconvénient le plus
sérieux, c'est de ne modifier en rien l'incontinence d'urine.
Elles sont complètement impuissantes contre elle ; elles ne
sont donc que palliatives. Le procédé de Maydl est au contraire curatif. Il ne refait pas une nouvelle vessie, il ne recon-
stitue pas un sphincter vésical, ce qui serait l'idéal, mais il
supprime la surface vésicale qui n'est qu'une plaie douloureuse et toujours prête à être infectée, la remplace par l'ampoule rectale et substitue au sphincter vésical le sphincter
anal.

Les exstrophiques opérés d'après le procédé de Maydl se
sont vus débarrassés rapidement de leur incontinence. Leur
état général est devenu florissant. Ils rejettent les urines,
volontairement, chaque six heures en moyenne. Quelquefois
même, ils peuvent les retenir jusque pendant dix heures.
D'après les observations que nous avons pu recueillir, on
peut affirmer que le résultat fonctionnel obtenu est très satisfaisant, en même temps que l'infection ascendante est con-
jurée.

Le procédé de Maydl est, de tous les procédés employés
jusqu'à ce jour, celui qui présente le plus d'avantages ; c'est
là un fait acquis.

Il n'est pas cependant exempt de tout inconvénient. On lui

reproche tout d'abord la gravité de l'opération à cause de l'ouverture du péritoine.

Combien diffèrent par là les méthodes de suture marginales et autoplastiques ; avec elles, si l'insuccès opératoire a lieu, la vie du malade du moins est presque toujours sauvegardée.

On ne connaît pas de mortalité à laquelle cette opération a donné lieu. D'après les cas publiés, très peu nombreux, nous ne connaissons qu'un cas de mort. Il est donc encore impossible d'établir une statistique sérieuse. Quant à l'infection ascendante, on ne l'a pas encore remarquée chez les opérés.

On peut se demander encore comment se comportera dans la suite le sphincter anal.

Ce sphincter a besoin d'une tonicité énergique, de tous les instants, pour s'opposer à la sortie des urines qui viennent s'accumuler sans cesse au-dessus de lui ; il doit fournir un travail bien supérieur à celui d'un homme normal, car, chez celui-ci, l'ampoule rectale est ordinairement vide de matières, et surtout de matières liquides. Aussi ne peut-on pas affirmer qu'il ne viendra pas un jour où, la tonicité diminuant, comme il arrive parfois chez les vieillards, les urines ne pourront plus être retenues que difficilement. Ce qui pourrait nous le faire craindre, c'est que, dans quelques-unes de nos observations, le malade urine parfois involontairement. Nous ne pouvons porter, à ce sujet, un jugement définitif ; les cas opérés sont encore trop peu nombreux et trop récents ; l'avenir nous l'apprendra.

Mais est-ce que la gravité de l'intervention, à laquelle s'ajoutent les quelques craintes que nous venons d'émettre, doit nous faire hésiter à employer le procédé de Maydl ? Certes non.

Ce procédé est, de tous les procédés connus, celui qui

supprime l'incontinence d'urine en assurant le plus de garan-
ties contre l'infection ascendante.

C'est le procédé que l'on doit conseiller. Contre une infirmité aussi repoussante que l'est l'exstrophie de la vessie, il
faut employer des moyens radicaux, dussent-ils présenter
des dangers sérieux. Comment refuser les chances du béné-
fice de cette intervention à des malheureux, véritables parias
de l'humanité, qui souvent vont désespérément au suicide !

OBSERVATIONS

Les deux premiers cas opérés par Maydl furent communiqués au Congrès de Rome, 1894. Il s'agissait d'une jeune fille
de quatorze ans, et d'un jeune homme de vingt et un ans ;
dans les deux cas, l'exstrophie était compliquée d'une hernie
ventrale.

La guérison fut obtenue en deux ou trois semaines.

Observation I

(M. le professeur Estor)

Michel A..., âgé de quinze mois. Son père et sa mère sont
en bonne santé. On ne trouve chez eux ni alcoolisme, ni
syphilis. La mère a eu une grossesse et un accouchement
normaux.

Cet enfant a été présenté pour la première fois à M. Estor,
en juin 1901, à l'âge de onze mois ; il a, tout d'abord, refusé
de l'opérer, le trouvant trop jeune ; mais, en octobre de la

même année, devant l'insistance des parents, il a cru ne pouvoir refuser plus longtemps une intervention chirurgicale.

Malgré l'infirmité dont il est atteint, Michel A..., a conservé une bonne santé générale. Il a marché à onze mois et n'a jamais eu de maladie grave. Il n'est pas encore sevré.

Il présente, à la partie inférieure et médiane de l'abdomen, une tumeur de contour à peu près circulaire occupant presque tout l'espace compris entre l'ombilic et la symphyse pubienne. Cette tumeur, de couleur rouge vif, à surface granuleuse, saigne au moindre contact. Hémisphérique, elle atteint environ les dimensions d'une petite pomme ; elle augmente de volume lorsque l'enfant pleure et fait des effort. A sa partie inférieure, on trouve de petits mamelons au niveau desquels s'ouvrent les uretères, qu'il est facile de cathétériser avec un stylet. Pénis et scrotum rudimentaires. Epispadias. Les testicules descendus sont très rapprochés des orifices inguinaux internes. Double hernie inguinale.

Il s'agit d'une exstrophie vésicale complète.

Rejetant les procédés ordinaires, M. le professeur Estor se décide à employer la méthode de Maydl, qui supprime en même temps la vessie exstrophiée et l'incontinence d'urine.

Opération le 28 octobre 1901.

Anesthésie à l'éther. Une sonde uretérale est placée dans chaque uretère.

1er Temps. — Excision de la vessie exstrophiée.

On fait sur la ligne médiane et immédiatement au-dessus de la vessie exstrophiée une incision longue de trois centimètres qui conduit dans la cavité péritonéale.

Le péritoine une fois ouvert, on introduit de haut en bas l'index de la main gauche dans la cavité péritonéale, et l'on pratique avec des ciseaux, sur le doigt servant de conducteur, à droite et à gauche de la vessie, une incision courbe, portant sur les limites extrêmes. Une troisième incision transversale, réunissant les deux extrémités inférieures des incisions latérales, permet d'enlever toute la partie sus-urelérale de la vessie exstrophiée. La brèche ainsi obtenue est momentanément comblée avec des compresses aseptiques.

2° Temps. — Mobilisation des manchons ureléraux et des uretères.

Les mamelons uretéraux, déjà libérés en haut, sont libérés sur les côtés et en bas, et rejetés vers la partie supérieure de la plaie. On ne les sépare pas l'un de l'autre, le temps est facilité par les sondes à demeure.

3° Temps. — Recherche et incision du rectum.

On incise la paroi abdominale sur la ligne médiane jusqu'à la symphyse. Pour faciliter la recherche du rectum, on se guide sur le doigt d'un aide qui fait le toucher rectal. La partie supérieure du rectum, ainsi facilement trouvée, est assez aisément amenée à l'extérieur, puis entourée de compresses. On l'incise alors transversalement sur une longueur d'un centimètre et demi environ.

4° Temps. — Abouchement uretéral.

Par cette ouverture on fait passer les deux sondes uretérales et on abaisse peu à peu le moignon portant les mamelons uretéraux qui arrive sans difficulté au contact de l'incision rectale. On suture alors le bord inférieur de ce moignon à grande dimension transversale par une suture vésico-muqueuse, à la lèvre supérieure de l'incision rectale, puis le bord supérieur à la lèvre inférieure, et on termine par une suture séro-séreuse ne comprenant que la paroi rectale et enfouissant le moignon uretéral dans la lumière du rectum.

5° Temps. — Suture de la paroi abdominale.

Ce dernier temps est particulièrement pénible, par suite de la largueur de la perte de substance, résultant de l'excision vésicale. On peut cependant arriver à fermer l'abdomen sans avoir recours aux méthodes autoplastiques dans les trois quarts supérieurs de la plaie. Le quart inférieur est drainé. Les sondes uretérales sont immédiatement retirées par l'anus.

Durée de l'opération : 35 minutes.

On injecte 400 grammes d'eau salée sous la peau.

Dans la soirée, l'urine s'écoule en quantité notable par l'anus.

Les suites opératoires sont très simples.

L'écoulement de l'urine par l'anus n'est pas continu. Il se produit chaque heure environ.

La guérison est parfaite le 13 novembre. La cicatrice paraît résistante.

Etat actuel (20 juillet 1902). — Le petit malade présente une paroi abdominale plus mince au point où elle a été complétée, mais parfaitement cicatrisée. On constate seulement l'existence d'un point rouge et humide au-dessus de la racine de la verge. Au niveau de ce point, il ne s'écoule jamais d'urine ; ce petit bourgeon est dû à ce qu'un fragment de muqueuse vésicale n'a pas été réséqué ; il suffirait de quelques cautérisations au thermocautère pour le faire disparaître.

Au point de vue fonctionnel, tout est bien. Le rectum s'est très bien accommodé de son rôle de réservoir urinaire, et son sphincter remplace convenablement le sphincter vésical.

L'enfant urine peut-être une fois de plus que les autres enfants de son âge, nous dit sa mère, mais c'est tout. La nuit, il conserve très bien ses urines.

Cependant, il arrive quelquefois qu'à la suite de cris, d'efforts violents, un peu d'urine s'écoule par le rectum.

En somme, le résultat opératoire est excellent.

Observation II

(Tuffier)

Jeune homme de quinze ans, ayant subi déjà plusieurs
tentatives d'autoplastie sans résultats. Son état général est
bon et son âge permet d'espérer que la disparition de son
infirmité lui causera une longue survie. Les reins sont indem-
nes.

L'opération est pratiquée le 12 février 1898.

1er *Temps*. — Dissection de l'exstrophie et extirpation de
toute la muqueuse en conservant le trigone vésical et environ 1 centimètre de la paroi vésicale. Cette dissection est
particulièrement délicate à la partie supérieure où le péritoine
serait facilement ouvert. Les uretères sont cathétérisés au
moyen de deux sondes rigides, faciles à sentir, puis le trigone
et les uretères sont mobilisés soigneusement dans la hauteur
de 3 à 4 centimètres. Cela fait, tout ce champ opératoire, qui
est toujours infecté, est isolé et placé dans des compresses
aseptiques.

2e *Temps*. — La cavité péritonéale est ouverte dans l'étendue de 4 centimètres aussi bas que possible ; l'S iliaque est
attirée en un point tel, que son abaissement s'exerce avec
une très faible traction, une partie de sa surface est herniée
à travers l'orifice péritonéal, qui est cousu exactement autour
de la partie herniée ; et, au milieu de cette hernie devenue
extrapéritonéale, l'intestin est ouvert longitudinalement dans
l'étendue de 3 ou 4 centimètres, comme s'il s'agissait de faire
un anus contre nature sus-pubien.

3° *Temps*. — Le trigone vésical est alors cousu aux bords
de l'incision intestinale ; c'est une véritable pièce vésicale

5

que nous mettons à l'intestin ; une première suture muco-muqueuse vésico-intestinale, un deuxième plan comprenant la musculeuse de la vessie et la séro-musculeuse intestinale assurent l'affrontement parfait des surfaces. La soie ou le catgut peuvent être employés.

4e *Temps*. — Les plaies cutanées et aponévrotiques sont suturées au-dessus comme dans la laparotomie avec drainage.

Dans les jours qui suivirent l'opération, il se fit d'abord une fistule à travers laquelle s'écoula un peu d'urine et de matières stercorales. Cette fistule se ferma spontanément. Aujourd'hui, quatre mois après l'opération, le résultat opératoire est le suivant : l'abdomen est presque fermé ; à la place de l'ancienne vessie, existe un profond ombilic cutané.

L'écoulement de l'urine se fait entièrement par l'intestin. Il n'existe ni douleur abdominale, ni aucun signe d'inflammation intestinale, ni de prurit anal.

Ce malade va de cinq à six fois à la selle en vingt-quatre heures, sans souffrances et sans gêne. Son état général est excellent et les reins ne paraissent être le siège d'aucun accident quelconque.

Observation III

(Herczel)

Michael Szmiesek (de Somoya), âgé de vingt-cinq-ans. Père vivant ; mère souffrant de la goutte. Son unique frère est en bonne santé. Pas d'anomalies de développement dans la famille. Il y a cinq ans, douleurs dans la région rénale gauche, qui disparurent complètement après deux semaines.

Érections apparues il y a deux ans. Le patient a eu depuis, avec sensation de volupté, des pollutions nocturnes. Le sperme s'échappe à la racine du pénis. Pas d'essais de coït.

État actuel. — Notre malade est de stature moyenne, a la peau pâle. Il répand, malgré son récipient urinaire, une forte odeur d'urine. L'excrétion urinaire qui a lieu continuellement, goutte à goutte, est due à une anomalie congénitale du développement.

Le nombril manque. La région vésicale est occupée par une tumeur élastique de 6 cent. de large sur 5 cent. de long; saillante de 4 à 5 cent. environ; recouverte de muqueuse et augmentant beaucoup au moment de la toux. Cette tumeur donne la sensation d'un coussin à air, et peut être réduite par la pression. Les parties supérieures de la vessie paraissent plus pâles, parce qu'elles sont recouvertes d'un épithélium épidermisé, qui, aux limites de la vessie exstrophiée, se confond sans ligne de démarcation bien nette avec la peau de l'abdomen, pourvue de cicatrices. Les parties inférieures sont recouvertes d'une muqueuse rouge clair, qui montre cependant en beaucoup d'endroits des érosions saignant faciment. Dans cette région, à une distance très petite de la ligne médiane, s'élèvent, séparées par une dépression de un centimètre de large, deux éminences en forme de cône qui correspondent aux embouchures des uretères.

L'urine s'écoule plus fréquemment de l'uretère gauche que du droit. Les contours du trigone de Lieutaud, qui est d'ailleurs plus petit que d'ordinaire, sont bien marqués, dans son angle inférieur, entre la muqueuse de la vessie, et celle des uretères est reconnaissable, car elle est marquée par une crête très saillante.

La muqueuse de l'urèthre complètement épispadiatique est pâle; l'urèthre a 4 centimètres de long et 3 centimètres de large vers le milieu de sa longueur.

Le gland est découvert, assez bien développé ; il a 2 centi-mètres de long sur 4 centimètres de large.

Sulcus coronarius et frein bien développés. Prépuce rudi-mentaire, raphé intact. Scrotum bien développé, renfermant les deux testicules, dont l'un est de grosseur normale, et l'autre plus petit.

OPÉRATION. — Incision arciforme embrassant le segment supérieur de la vessie exstrophiée et pénétrant jusque dans la cavité péritonéale. Les bords épaissis de la vessie sont libérés. Avec l'aide d'un doigt introduit dans la cavité, la vessie est séparée de la prostate. L'incision s'arrête à 1 cen-timètre des orifices des uretères. L'hémorragie abondante qui se produit en cet endroit est arrêtée par quelques ligatures au catgut.

La vessie, devenue mobile, n'est reliée aux organes abdo-minaux que par les uretères. La mobilisation de ces derniers est faite avec beaucoup de précaution ; après quoi, on extirpe la plus grande partie de la vessie ; on ne laisse seulement que la partie comprenant les ouvertures des uretères ; cette partie, de forme ovalaire, a 4 centimètres de long sur 2 cen-timètres de large et 1 centimètre d'épaisseur. On attire alors l'anse sigmoïde et on l'incise dans le sens de la longueur ; les bords de l'icision sont écartés transversalement, ce qui rend la face intestinale transversale. L'incision avait été faite de 5 centimètres.

On réunit ensuite par des sutures à la soie le bord infé-rieur de la plaie intestinale avec le bord supérieur du tronçon vésical, le bord supérieur du tronçon avec le bord supérieur de l'incision intestinale. Les uretères s'ouvraient alors libre-ment dans la lumière de l'intestin, lequel fut solidement fermé par des séries de sutures. En suturant ainsi en direction transversale l'ovale vésical à l'intestin, les uretères paraissent moins tiraillés que dans le cas où le grand axe de l'ovale est parallèle à l'axe de l'intestin.

Enfin la plaie abdominale est fermée par quelques points de suture, et une compresse iodoformée est introduite jusqu'à la suture vésico-intestinale.

Du 21 décembre au 15 janvier, rien de spécial, si ce n'est un léger ictère qui disparaît au bout de quelques jours. La température, le pouls et la respiration se maintiennent près de la normale. La quantité d'urine émise en vingt-quatre heures varie de 1.500 à 2.500 cc.; le poids spécifique varie de 1.008 à 1.012. La compresse iodoformée reste sèche ; elle est enlevée complètement le 30 décembre.

Progressivement la continence devient plus grande ; elle est, le 14 janvier, d'une heure un quart environ.

Le 15 janvier. — Frisson suivi de sensation de chaleur et de céphalée. T.: 38°,1 — 39°,9. Pouls 120. Respiration 24. Muqueuse du pénis et de l'urèthre fortement gonflée. Funiculite. Ganglions inguinaux douloureux. Plaie propre ; pas de traces de sécrétion purulente.

Le 16, la céphalée persiste. Pas de fièvre le matin ; le soir, 39°6. Nouveau frisson, moins intense. Abdomen moins douloureux. Aspect local non modifié.

Le 17, ni fièvre, ni céphalée.

Le 19, apyrexie. L'appétit augmente.

Le 20, T. : 40°4 ; P. : 112 ; Respiration 36.

Abdomen insensible. Plaie propre. Prépuce et bulbe très enflés et très douloureux. Enveloppements humides.

La fièvre et les douleurs s'amendent les jours suivants. Le 25, on incise un abcès qui s'était formé à la racine du corps caverneux gauche.

Il sort une cuillerée à café d'un pus épais et jaunâtre.

La plaie conduisant dans le bassin granule bien et diminue peu à peu.

A partir de ce moment, l'opéré commence à se réjouir de son état. L'urine est retenue environ trois heures et même pendant le sommeil. La quantité d'urine varie de 1.700 à 1.800^{cc} par jour, quelquefois 2.300.

Pas de traces d'albumine ou de pus ; pas d'éléments organisés.

En juin 1898, l'opéré écrit qu'il se trouve très bien, qu'il garde l'urine trois heures et qu'il augmente de poids. De temps en temps, quelques douleurs lancinantes dans la région inguinale gauche, mais jamais de fièvre.

Une lettre de mai 1899 dit textuellement ceci : « Je n'éprouve aucune douleur. Je me trouve très bien ; je n'urine fréquemment que par les grands froids. Il m'arrive aussi quelquefois, durant un sommeil profond, de laisser aller l'urine sous moi. »

Observation IV

(HERCZEL)

J. P., âgé de onze ans, né à Berczel.

Le père et la mère sont bien portants.

Aucune difformité n'a été observée jusqu'ici dans la famille.

Bien développé pour son âge.

Constitution forte. Organes thoraciques normaux.

Au-dessus de la symphyse écartée de 8^{cm}, la vessie bombe sous forme d'une tumeur de la grosseur du poing d'un enfant; elle est recouverte de bosselures du volume d'un petit pois ; à la partie inférieure de cette tumeur, à un centimètre au-dessus de la racine du pénis sur deux éminences symétriquement placées, on voit les ouvertures des uretères, d'où s'échappe une urine tout à fait limpide. Le pénis a deux centimètres de long.

Epispadias. Testicule gauche dans le scrotum ; le droit à l'orifice inguinal externe. Au-dessus de la vessie exstrophiée la peau présente des cicatrices. Le nombril manque. Quantité d'urine 1.400 grammes. Poids spécifique 1.026-1.032. Urines limpides ; pas d'éléments étrangers.

OPÉRATION (9 mars). — Elle dure une heure et demie.

Anesthésie par le chloroforme. Fine bougie dans les uretères. Incision embrassant la vessie. Prudente préparation des uretères. Hémorragie au niveau de la prostate arrêtée avec le thermocautère. Ablation de la vessie, en laissant le segment comprenant les ouvertures des uretères. Incision longitudinale de l'anse sigmoïde sur une étendue de 4 cent. L'arrivée des matières intestinales est empêchée par la pression digitale.

Suture du lambeau vésical à la plaie intestinale de façon que le grand axe du lambeau soit transversal, comme dans l'observation précédente.

On suture ensuite la paroi abdominale.

Suites, 9 mars. — L'après-midi, l'opéré éprouve le besoin d'aller à la selle. Le bourdonnet rectal est enlevé et 200 gr. de matières fécales sanguinolentes et liquides sont émis.

Rien d'anormal les jours suivants.

Le 21 mars, symptômes de péritonite qui disparurent vers le 27.

Du 11 au 16 avril, embarras gastrique.

Depuis l'opéré se trouve tout à fait bien.

La plaie est guérie. Quantité d'urine 1.600 gr. sans traces d'albumine. Continence de l'urine pendant cinq à six heures, le jour ; quelquefois, pendant un sommeil profond, il ne sent pas la pression de l'urine et la laisse aller dans le lit.

Observation V

(MAYDL)

M. Jakob, sept ans. Entré le 29 novembre 1894.

Antécédents. — Appartient à une famille bien portante ; aucun autre membre n'a présenté de malformation congénitale. Il fut opéré d'abord à Krakau. Il ne peut nous dire quel était l'aspect de la malformation avant l'opération.

État actuel. — Grand pour son âge, assez bien constitué. Poumons et viscères normaux. Au niveau de la symphyse pubienne, dont les deux bords sont unis par une lame fibreuse, on voit un soulèvement présentant des plis cutanés, allant se perdre de divers côtés. Au-dessus de ce soulèvement on voit une cicatrice arciforme. A la partie médiane de cette cicatrice, on trouve une petite fente transversale par où sort continuellement de l'urine. Dans la région de l'aine, on trouve de petites tumeurs allongées, de consistance élastique, à son tympanique, se réduisant si on les repousse dans le ventre ; en faisant tousser le malade, on les sent revenir.

Pas de pénis. Le scrotum est développé ; le gauche plus volumineux que le droit. On y trouve des testicules de la grosseur d'un haricot, dont on sent les canaux déférents se diriger vers l'anneau inguinal.

OPÉRATION, le 2 janvier 1895. Durée une heure trois quarts ; on incise au niveau de la cicatrice dont nous avons parlé ; on voit alors une petite cavité remplie d'urine ; la muqueuse vésicale est très plissée. A la partie inférieure, on trouve les abouchements des uretères, que l'on met en évidence en y introduisant des sondes. Puis, par des incisions arciformes, on découpe la partie de la paroi vésicale où se trouvent les méats urétéraux, et on extirpe le reste de la vessie ; l'incision avait été poursuivie jusqu'au péritoine ; à la partie inférieure, jusqu'au tissu rétro-vésical.

L'hémorragie est relativement considérable. L'ellipse vésicale n'est plus appendue qu'aux uretères et à leurs vaisseaux. On attire l'S iliaque ; on y suture l'ellipse et on la réduit. La plaie abdominale est partiellement fermée ; dans le coin inférieur de la plaie on met de la gaze iodoformée ; dans l'anus un drain.

A son réveil, le malade accuse une soif intense ; après avoir bu, il devient tout à fait gai.

Le premier jet d'urine se montre par le drain deux heures après l'opération. Urine de couleur normale, mélangée avec un peu de sang. T., 35°.

Douleurs abdominales légères ; pas de vomissements.

Vers onze heures du soir, le malade se plaint de nouveau d'une soif insupportable ; les traits sont animés ; le délire survient.

Après une gorgée d'eau, il se tranquillise ; à cinq heures du matin, il cause un peu avec son voisin de lit ; puis, expire brusquement un quart d'heure après ; la quantité d'urine écoulée était de 60 cc.

A l'autopsie, on a trouvé une légère hyperémie de la trachée et des bronches. Des ecchymoses pleurales légères ; rien d'anormal ailleurs. Le ventricule droit un peu dilaté ; dans le péritoine, pas une goutte de pus.

L'anatomie pathologique attribua la mort à l'anesthésie.

Observation VI

(Maydl)

I. H. Bozena, vingt-deux ans, fille d'ouvrier.

Antécédents. — Mère morte un an avant de bacillose. Père bien portant. Aucun membre de la famille n'a présenté d'anomalie congénitale.

La malade raconte être née avant terme. Dès la naissance, on voulut la présenter à un médecin ; mais, celui-ci se trouvant absent, elle fut abandonnée sans traitement. A l'âge de dix ans, elle fut amenée à l'hôpital des enfants, mais le père s'opposa à toute opération. Les règles s'établirent à seize ans ; elles apparurent, dans la suite, d'une façon régulière, abondantes et indolores. A cause de sa malformation, la malade avait tenté de se suicider, en se coupant la gorge ; il ne reste plus, actuellement, qu'une légère cicatrice au-dessus de l'os hyoïde.

Elle entre pour se faire opérer à la clinique chirurgicale, le 22 novembre 1894.

Etat actuel. — Elle est de petite taille, bien musclée, bien portante. Elle répand une odeur d'urine décomposée ; ses linges de corps sont traversés par l'urine, ainsi que son lit. La symphyse est béante de 5 centimètres ; les grandes lèvres ne se réunissent pas en haut, mais se perdent en divergeant vers le pli de l'aine. En arrière, au contraire, les grandes et les petites lèvres forment une commissure à angle aigu. Dans la partie inférieure de l'hypogastre, on voit une tumeur du volume d'une demi-orange, de couleur rouge foncé, suintant et ayant à peu près l'aspect d'une muqueuse. Entre les deux grandes lèvres divergentes, se trouvent les deux moitiés du clitoris fendu. A la partie inférieure, on voit les petites lèvres venir aboutir un peu en avant de la commissure des grandes lèvres ; elles laissent entre elles un espace pouvant laisser passer le petit doigt. On voit une cicatrice autour de la tumeur ; l'ombilic manque. A la partie inférieure de la tumeur, et au-dessus des deux clitoris, se trouvent, à une profondeur de 4 centimètres environ, trois ouvertures délimitant un triangle. De ces trois ouvertures s'écoule un liquide clair, transparent, qui est de l'urine normale. Des sondes d'une longueur de plus de 20 centimètres peuvent être introduites dans ces ouvertures ; d'où l'on conclut qu'il y a deux canaux se dirigeant vers le côté gauche, et l'autre du côté droit. Les deux sondes se dirigeant vers la gauche ne se rencontrent pas ; on a donc de ce côté deux uretères complètement distincts.

La malade accepte tout pour être débarrassée de sa malformation.

OPÉRATION le 20 janvier 1895.

Anesthésie d'abord au chloral-chloroforme, puis à l'éther.

On commence par inciser le bord supérieur de la tumeur vésicale jusqu'à la cavité péritonéale. Ensuite, on découpe, de la moitié inférieure de la tumeur, un lambeau elliptique, comprenant les trois abouchements uretéraux. Tout le reste de la tumeur est extirpé, ainsi que la partie du péritoine tapissant la face postérieure. Des sondes sont introduites dans les uretères comme guide, et l'incision est exécutée à la partie inférieure de la tumeur, de telle façon que l'ellipse vésicale n'est plus appendue qu'aux trois uretères et à leurs vaisseaux.

On attire alors hors de la cavité péritonéale une partie de l'anse sigmoïde, et l'on découpe sur son bord convexe une surface telle que les contours de l'ellipse uretéral puissent s'y adapter. On suture l'ellipse à la paroi intestinale par une suture des muqueuses d'abord, puis par une suture muscolo-séreuse. La partie suturée est réduite dans l'abdomen ; on ferme la cavité péritonéale. On introduit un drain dans le rectum. Pendant l'opération on avait constaté que l'utérus et l'ovaire étaient en bon état.

Après le réveil, vomissements légers, pas de douleurs abdominales.

Suites opératoires. — Le 21 janvier. — T. 37°9, Pouls 84. Pendant la nuit apparurent les premières urines dans l'urinal. Il s'écoula durant la nuit 440°°.

Du matin jusqu'à midi 250°° ; elles étaient mélangées à des matières fécales. Etat général satisfaisant.

Le 22, état général parfait. L'urine s'écoule facilement par le rectum, un peu trouble, 720°°.

Le 23, l'opérée boit peu. Etat général très bon. T. 37°6. Changement de pansement. Plaie sans réaction.

Le 28, 37°0. Urines 700°°. Ce jour-là on avait enlevé le drain, l'opérée ne pouvait plus maintenir ses urines ; elle se mouilla une demi-heure après l'enlèvement du drain.

Le 29, 37°4. Urines 420°°. Elle retient mieux les urines. A ses règles. Changement de pansement. La plaie se cicatrise bien. T. avant midi 37°9, après midi 38°4.

L'opérée peut garder les urines le 31 janvier pendant deux à trois heures, le 2 février pendant cinq heures.

Ce dernier jour, on constate une phlébite légère et avec thrombose de la jambe droite.

Le 3 février. — T. 38°. L'œdème léger de la jambe n'a pas augmenté. On enveloppe la jambe dans une flanelle et le repos est recommandé.

Le 18, frissons, céphalalgie, douleurs dans la région lombaire gauche.

Le 24 mars. — T. 37°. Douleurs disparues, appétit revient.

Depuis lors elle se porte bien. Pendant ces paroxysmes constitués par des élévations de température, frissons, anorexie,
insomnie et douleurs lombaires et sacrées, qui se montraient
toujours le 21 de chaque mois au moment des règles, on avait
analysé les urines ; elles avaient été trouvées normales, sans
albumine. Dans les sédiments, pas de cylindres.

Le 13 avril. — Après quatorze jours d'une santé parfaite,
l'opérée fut renvoyée chez elle, recommandation lui ayant été
faite de revenir si quelque chose d'anormal survenait au niveau de la plaie ou dans la région des lombes. Après une
année, elle revient se montrer ; son aspect est florissant. Mictions rectales toutes les six à huit heures. Aucun signe
d'inflammation rénale.

Observation VII

(Maydl)

M. D., âgée de sept ans. Entre le 29 août.

Antécédents. — Parents bien portants. Pas de malformation congénitale dans la famille.

Etat actuel. — Constitution faible. Mauvaise nutrition.

A 4 centimètres au-dessus de la symphyse pubienne
ouverte, on trouve une tumeur arrondie, à base rétrécie, de
la grosseur d'un œuf de poule, augmentant à l'occasion d'un
effort et diminuant avec le relâchement du ventre. Cette
tumeur est recouverte d'une muqueuse rouge et humide.
Près du bord inférieur de cette tumeur, on trouve deux ouvertures en forme de fente, séparées l'une de l'autre de 2 centimètres. Par ces ouvertures s'écoulent de temps en temps
des jets filiformes ou de simples gouttes d'urine ; on peut y
introduire de longues sondes qui se dirigent d'abord vers le
petit bassin, puis vers le rein correspondant.

Les grandes lèvres divergent en haut ; les moitiés clitoridiennes sont bien évidentes de chaque côté ; les petites lèvres sont à peine reconnaissables.

Autour de la tumeur exstrophiée, au périnée et dans le méplat de la partie supérieure de l'aine, apparut de l'eczéma qui guérit par des applications de vaseline boriquée.

OPÉRATION (23 novembre). — On incise jusqu'au péritoine les bords des deux tiers supérieurs de la tumeur.

Dans le tiers inférieur, on incise la partie contenant les méats urétéraux ; l'incision passe à 1 centimètre et demi en dehors des méats. La lésion des uretères est évitée grâce aux sondes et à un doigt introduit dans le ventre. L'hémorragie, pendant l'excision de l'ellipse urétéral, est abondante. On extirpe ensuite le reste de la vessie avec le péritoine la recouvrant en arrière. On détache la partie inférieure de l'ellipse, de sorte qu'elle n'est appendue qu'aux deux uretères et à leurs vaisseaux. On attire alors l'anse la plus rapprochée ; on l'incise longitudinalement dans la partie libre de mésentère. Sutures muqueuses et musculo-séreuses.

On referme la cavité rectale par des sutures au-dessus et au-dessous de l'ellipse. On fait ensuite glisser la séreuse de l'intestin ouverte et on en suture les lèvres au-dessus des sutures déjà faites ; celles-ci sont ainsi recouvertes et extra-péritonéales. On réduit l'anse dans le ventre ; on met au-dessus de la suture une gaze iodoformée ; la plaie abdominale est diminuée de longueur par la suture de son angle supérieur ; la moitié inférieure est laissée découverte et tamponnée.

Durée de l'opération 1 heure 40.

Le 24 novembre. — T. 37°4. P. 140. Mauvaise nuit. Pas de vomissements. Soif intense. Par le drain introduit dans le rectum s'écoule 120cc d'urine en vingt-quatre heures.

Le 12 décembre. — La plaie bourgeonne. On enlève le

drain. Il est dans la suite remis et retiré à plusieurs reprises.

Le 7 janvier. — Le drain est enlevé. Sept selles dans les vingt-quatre heures, dont deux la nuit.

Le 8, cinq selles liquides.

· Le 23, la plaie abdominale est à peu près guérie ; il reste seulement un espace large comme une pièce de 50 centimes. Cet espace ne se cicatrise pas, même après attouchements au nitrate.

L'opérée sort de l'hôpital le 23 janvier.

En mai 1896, elle revient.

Elle rend de l'urine mélangée à des matières fécales cinq à six fois par vingt-quatre heures.

L'espace muqueux n'a pas changé ; il laisse pénétrer une sonde de 5 à 6 centimètres.

Rien ne s'écoule par la fistule.

La fillette se nourrit bien ; pas de traces d'inflammation rénale.

Observation VIII

(HERCZEL)

Joseph Borczany, cinq ans. Parents bien portants. Pas de malformation dans la famille.

État actuel. — Constitution faible, anémie, musculature flasque. Organes thoraciques intacts. A la partie inférieure de l'abdomen, au-dessus de la symphyse du pubis, on trouve une tumeur de la grosseur d'un œuf, recouverte d'une muqueuse saignant facilement.

A la limite supérieure de la tumeur, à l'endroit où elle se continue avec la peau, se trouve une éminence à contours irréguliers et très sensibles au toucher.

En bas, la muqueuse de la vessie se continue avec celle des uretères complètement épispadiatiques. La verge a 2 centimètres et demi, dont un demi-centimètre appartient au gland. La vessie exstrophiée surplombe la racine du pénis ; bombe au moment de la toux, mais peut être réduite dans l'abdomen pendant l'expiration. A 1 centimètre et demi environ au-dessus de la naissance du pénis, on trouve deux orifices en forme de fente, d'où s'échappe par intervalles de quinze à vingt secondes un fin jet d'urine. A la racine du pénis on ne trouve ni à l'œil nu, ni à la loupe, d'ouvertures pouvant permettre l'éjaculation. L'ombilic manque. Le côté droit du scrotum est vide. Le testicule gauche existe, on le sent au palper ; il est de la grosseur d'un haricot.

OPÉRATION (25 mai 1897.) — Après avoir introduit dans chaque uretère une fine sonde, on commence l'extirpation de la vessie par son bord supérieur ; le péritoine est ouvert ; les masses intestinales apparaissent alors ; on les recouvre de compresses. Avec l'index gauche introduit dans la cavité comme guide, on peut disséquer la tumeur en évitant les uretères. La vessie est détachée au niveau du col par une incision horizontale. Forte hémorragie dans la région de la prostate. Enfin la vessie est complètement libérée : elle n'est plus rattachée à l'abdomen que par les deux uretères.

On détache la partie inférieure des uretères du tissu conjonctif sous-péritonéal. On procède à l'extirpation de la vessie dont on ne laisse suspendu aux uretères qu'un ovale horizontal de 3 centimètres et demi de long sur 2 centimètres de large. On incise ensuite l'S iliaque, au niveau de la ligne innominée sur une longueur de 3 centimètres. Dans cette ouverture intestinale fut introduit l'ovale vésical ; l'uretère gauche fut placé dans la partie inférieure de l'incision et le droit dans la partie supérieure. On se servit de la soie de

Czerny. On plaça 17 points comprenant la couche musculaire et muqueuse de la vessie et de l'intestin; et un deuxième étage de 15 points sero-séreux, pour protéger le péritoine. On procéda ensuite à la fermeture de la plaie abdominale très large, qu'avait laissée l'extirpation de la vessie.

Suture des muscles droits. On ferme les deux tiers de la plaie. Dans son tiers inférieur elle est laissée ouverte, on introduit de la gaze iodoformée jusqu'aux uretères, afin d'absorber la sécrétion qui pourrait se faire et l'urine qui pourrait filtrer.

On introduit aussi un morceau de gaze dans le rectum. Pansement aseptique.

Après l'opération, collapsus, vomissements répétés; cependant l'abdomen ne paraissait pas sensible. On a introduit dans l'anus un drain par où s'écoule de l'urine sanguinolente.

Le 26 mai 1897. — L'opéré vomit pendant la nuit à plusieurs reprises. Ventre non douloureux. Pas de hoquet. T. : 36°. La région rénale n'est pas sensible; l'urine émise par le rectum est de mauvaise odeur, légèrement sanguinolente; 750ᶜᶜ dans les vingt-quatre heures.

Densité 1,020. Pouls 128. Respirations 24.

Le 27, l'opéré se sent bien; pas de fièvre; pas de vomissements. Quantité d'urine 730ᶜᶜ.

Poids spécifique 1,029. Pouls 120. Respirations 30.

Premier pansement. — Le morceau de gaze introduit dans la cavité péritonéale est propre, non sanguinolent.

Le 28, pas de fièvre, Q. 800 cc. P. spéc. 1020.

Le 29, pas de fièvre, Q. 750 cc. P. spéc. 1016.

État général excellent. Le malade dévore des bifsteacks. On change le pansement, et l'on constate qu'il ne passe pas d'urine dans la cavité péritonéale.

Le 31, traces d'albumine. Il peut retenir l'urine deux à trois heures. A partir de ce jour, jusqu'au 9 juin (seize jours après l'opération), son état va en s'améliorant. L'urine et les selles sont retenues trois ou quatre heures ; six à sept mictions rectales par vingt-quatre heures.

Dans la nuit, le petit malade laisse aller les urines sous lui.

Les sutures abdominales sont enlevées le neuvième jour, ainsi que la compresse iodoformée qui est remplacée par une petite compresse de simple gaze.

La plaie bourgeonne très bien, on peut en espérer la guérison sans abcès ni fistules.

Le 9 juin. — Dans l'après-mîdi, un peu d'abattement. T. s'élève. Resp. gênée.

Les 11 et 12. — T. du soir, de 38°,1 à 38°,9. Appétit diminué ; langue chargée. Selles, plaie, urines normales. Pouls, 142. On constate une pneumonie du lobe gauche inférieur ; on emploie contre elle l'ipéca, la quinine et les enveloppements humides.

A partir de ce jour, jusqu'au 24 juin (c'est-à-dire quarante-deux jours après l'opération), l'enfant resta entre la vie et la mort. Le côté droit se prit à son tour le 10 juin. T. 42°,5. L'enfant s'alimentait très mal.

Une remarque intéressante et importante est la suivante : le quatorzième jour de la pneumonie, la région rénale gauche devient douloureuse ; trois jours plus tard, celle de la rate le devient aussi. A partir de cette époque, on constata l'augmentation de la polyurie. L'enfant urine neuf, dix fois, et la quantité d'urines est d'un litre 110°° le 28 juin, de 2 litres le 8 juillet. P. spéc. 1006-1002.

Dans l'urine, globules de pus, cellules de l'épithélium rectal, cristaux de phosphate tricalcique, beaucoup de bactéries. Réaction alcaline.

La polyurie persiste jusqu'au 20 octobre.

Pas d'éléments rénaux dans l'urine, toujours un peu trouble.

En novembre 1897, l'état du petit garçon, malgré cette énorme polyurie, est satisfaisant. Le jour, il peut garder les urines pendant cinq heures. La plaie abdominale est complètement guérie et les cicatrices de la paroi n'amènent aucune gêne. Le malade devient de plus en plus fort et augmente de poids.

En mars 1898, son état est encore meilleur : Q. d'urines 1000-1200 par jour, P. spéc., 1012-1013, très peu d'albumine pas de pus ni d'éléments figurés ; il garde l'urine pendant cinq heures et l'expulse sous forme d'un jet puissant.

En juin (treize mois après l'opération), l'enfant se réjouit de son état, augmente toujours de poids et urine 5 à 6 fois par jour.

Enfin, en août 1899, les choses sont à peu près dans le même état ; le petit garçon de sept ans se développe normalement. Le jour, il peut garder les urines six à sept heures ; la nuit cependant il urine plus souvent, et quelquefois, quand le sommeil est profond, il laisse échapper un peu d'urine sous lui.

CONCLUSIONS

I. — L'exstrophie de la vessie est une infirmité dégoûtante, pour laquelle on est en droit de chercher un procédé radical, l'intervention dût-elle présenter quelque gravité.

II. — L'incontinence d'urine étant la pierre d'achoppement de toutes les autres méthodes (par suture marginale et autoplastique), par suite de l'absence du sphincter uréthral, les procédés d'abouchement des uretères dans le rectum nous paraissent être les meilleurs, car, seuls, en utilisant le sphincter anal, ils transforment un écoulement continu d'urine en expulsions intermittentes.

III. — Parmi ces procédés d'abouchement dans le rectum, le procédé de Maydl est, pour nous, le procédé de choix ; il supprime la surface vésicale et conjure mieux que tout autre l'infection ascendante, comme il semble résulter de nos observations.

BIBLIOGRAPHIE

KATZ. — Du traitement de l'exstrophie de la vessie (Paris, 1895).

PRESSAT (André). — De la cysto-entérostomie, en particulier dans le traitement de l'exstrophie de la vessie (Th. de Paris, 1897-98).

GOURDOU. — Traitement de l'exstrophie vésicale et de l'épispadias (Thèse de Toulouse, 1897-98).

BOUTILLIER. — Contribution à l'étude du traitement chirurgical de l'exstrophie de la vessie (Thèse de Lille, 1898-99).

TUFFIER. — Gazette hebdomadaire, 1898.

MAYDL (de Prague). — Wien. med. Woch., 4 juillet 1896.

MAUCLAIRE. — IXme Congrès de chirurgie.

Dr GEORGES RYERSON FOWLER. — Annales des mal. gén.-ur., 1898, p. 1306.

HERCZEL. — Centralblatt f. Harn. u. Sexualorg. X, 1899, vol., p. 563, et Annales des mal. gén.-ur., 1900, p. 292.

POUSSON. — Annales des mal. des org. gén.-ur. 1896, p. 103, et Annales de 1889.

MAYDL. — Congrès de Rome, 1894, et Annales des mal. des org. gén.-ur., 1894, page 452.

ACHILLE BOARI. — Annales des mal. des org. gén.-ur. 1896, p. 1.

KRYNSKI. — Central. f. Chir., 1896, n° 4, p. 73.

DUVAL et TESSON. — Annales des mal. des org. gén.-ur., 1900, p. 269.

CHAPUT. — Soc. de chirurgie, 5 mai 1893, et Soc. médicale, 1893, p. 227.

Peters. — Brit. med. Journal, 22 juin 1901.

Elrich. — Beiträge z. Klin. chir., XXX, 3, 1901.

Rosenstein. — Deutsche Zeitschr. f. Chir., LX, 3-4, 1901.

Hartley. — Traitement op. de l'exstrophie de la vessie (Ann. of Surgery, juillet 1901.

SERMENT

—

En présence des Maîtres de cette Ecole, de mes chers condisciples et devant l'effigie d'Hippocrate, je promets et je jure, au nom de l'Être suprême, d'être fidèle aux lois de l'honneur et de la probité dans l'exercice de la médecine. Je donnerai mes soins gratuits à l'indigent, et n'exigerai jamais un salaire au-dessus de mon travail. Admis dans l'intérieur des maisons, mes yeux ne verront pas ce qui s'y passe, ma langue taira les secrets qui me seront confiés, et mon état ne servira pas à corrompre les mœurs ni à favoriser le crime. Respectueux et reconnaissant envers mes Maîtres, je rendrai à leurs enfants l'instruction que j'ai reçue de leurs pères.

Que les hommes m'accordent leur estime, si je suis fidèle à mes promesses! Que je sois couvert d'opprobre et méprisé de mes confrères, si j'y manque!

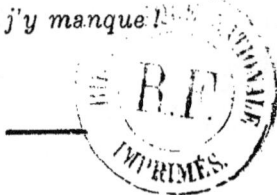

24

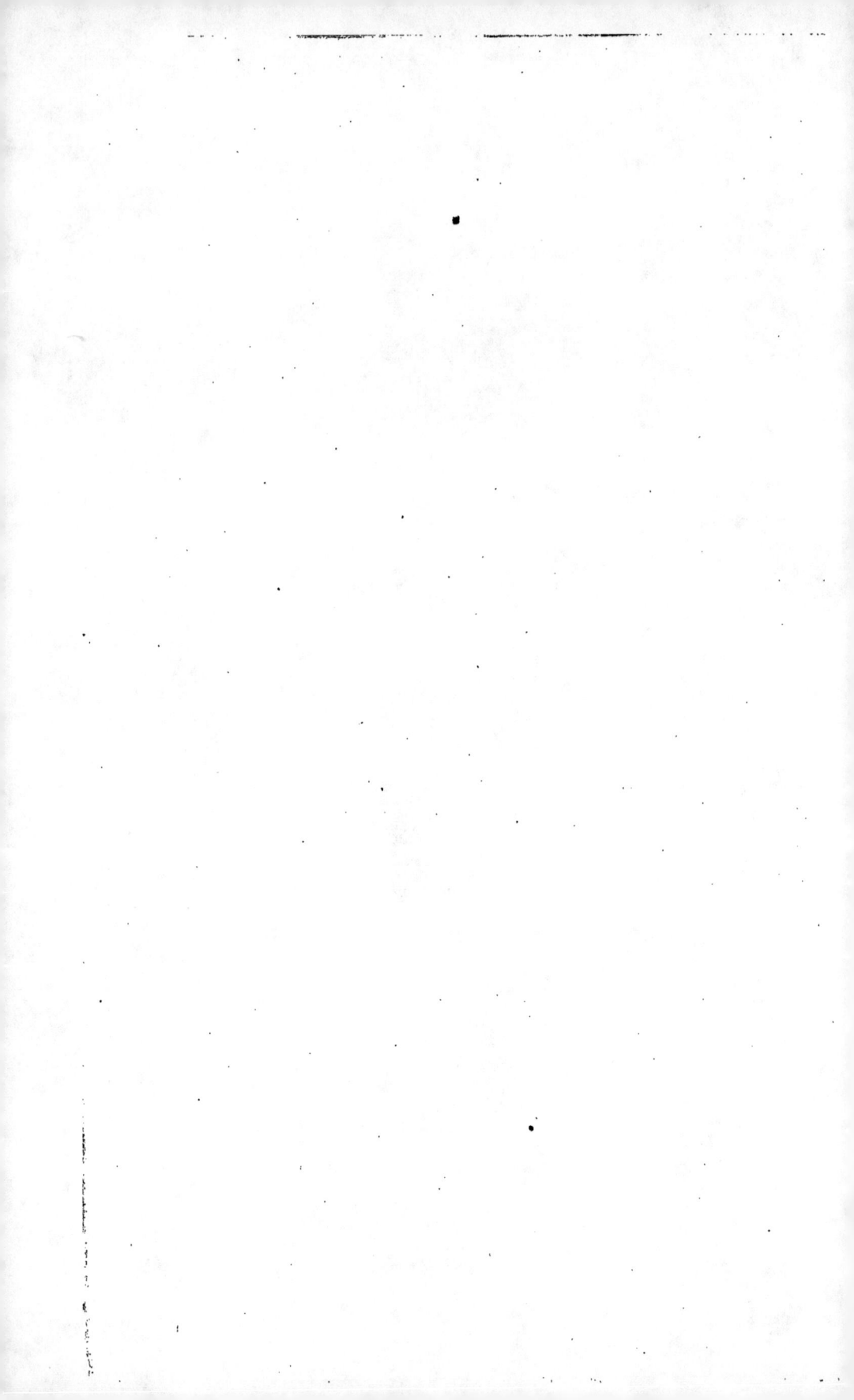

www.ingramcontent.com/pod-product-compliance
Lightning Source LLC
Chambersburg PA
CBHW050532210326
41520CB00012B/2544